AF385316

LE
CHOLÉRA
A CHEMINON,

EN 1854,

PAR LE DOCTEUR OD. CHEVILLION,

Médecin du Bureau de bienfaisance de Vitry-le-François,
Secrétaire du Conseil d'hygiène publique et de Salubrité,
Membre correspondant de l'Académie de la Marne,
De l'Académie Impériale de Reims,
De la Société des sciences médicales de la Moselle,
Des Sociétés de médecine de Nancy et Besançon,
Dé la Société philomatique de Verdun,
etc., etc.

PARIS,

CHEZ J.-B. BAILLIÈRE,

Libraire de l'Académie Impériale de Médecine,

Rue Hautefeuille, 19.

1854.

Vitry-le-François, Imprimerie de F.-V. Bitsch.

SERVICE DES ÉPIDÉMIES.

DÉPARTEMENT
de la Marne.

ARRONDISSEMENT
DE
Vitry-le-François.

CANTON
de Thiéblemont.

COMMUNE
de Cheminon.

RAPPORT

Sur une Epidémie de Choléra qui a régné à Cheminon, pendant les mois de Juillet, Août et Septembre 1854.

PREMIÈRE PARTIE.

MONSIEUR LE SOUS-PRÉFET,

Le 31 juillet 1854, averti par M. le Maire de Cheminon qu'une épidémie grave de suette et de choléra avait envahi cette commune, vous me confériez les attributions de médecin des épidémies, et m'invitiez à me rendre immédiatement sur le théâtre où déjà le fléau avait fait des victimes, avec la mission de juger de l'étendue du mal et de prendre, de concert avec M. le Maire, les mesures hygiéniques que nécessiteraient les circonstances.

Le même jour j'étais à Cheminon.

Dès mon arrivée, je fus navré de l'état dans lequel se trouvait cette malheureuse commune.

L'abbé Legendre, curé de Cheminon, venait d'être, le matin même, emporté par une attaque de choléra succédant à la suette. C'était le vingtième décès depuis dix jours.

M. Catel, médecin à Sermaize, quittait le pays, épuisé de fatigue et prêt à se mettre au lit.

Trois sœurs de la doctrine chrétienne, nuit et jour sur pied, se multipliaient pour porter les secours les plus indispensables à ceux que frappait l'épidémie. Ils étaient déjà au nombre de cent trente.

Morne et découragée, la population avait comme le pressentiment d'une immense catastrophe. Les habitants restaient chez eux immobiles et taciturnes; « ils attendaient leur tour. »

Calme en apparence, le maire sentait que son énergie serait impuissante à lutter contre la détresse générale. Il comprenait d'ailleurs qu'abandonnée à elle-même, la commune qu'il administrait était comme un lieu d'élection où choléra exercerait librement ses ravages.

En effet, le dénument, la misère et l'insalubrité étaient leur comble, et vous-même, M. le Sous-Préfet, vous auriez eu peine à croire à une pareille calamité si, quelques jours plus tard, vous ne vous étiez assuré par vos yeux du véritable état des choses.

Après avoir pris auprès de M. le Maire tous les renseignements dont j'avais besoin, mon premier soin fut de visiter les malades, accompagné de cette sœur Françoise si dévouée, et qui, quelques jours plus tard, devait périr elle-même par le choléra, noble victime de son empressement.

Dans ces visites, très-rapides d'ailleurs, je prodiguai les encouragements; je promis en votre nom des secours prompts et complets, proportionnés à la grandeur du mal, bien certain que ces promesses seraient remplies avec la plus vive sollicitude. Je tâchai de faire luire aux yeux des

.... rayon d'espérance, et de sortir les habitants valides de leur stupeur et de leur abattement.

Malheureusement, ils me virent quelques heures ensuite, après que j'eus visité la pharmacie, pris note des besoins du service, tracé pour l'usage des sœurs une formule de traitement simple et facile, et recueilli tous les renseignements nécessaires concernant la salubrité ; ils me virent, dis-je, quitter leur commune qui avait tant besoin d'un médecin, pour revenir à Vitry, où d'autres cholériques réclamaient mes soins assidus.

Mais le Maire de Cheminon savait que vous seriez immédiatement éclairé sur l'état de sa commune et que désormais les secours ne lui manqueraient pas.

En effet, dès le lendemain, au récit de tout ce que j'avais vu, à ces paroles dites avec l'accent d'une conviction profonde, que *toute la population serait atteinte* si elle n'était promptement et énergiquement secourue, vous vous empressiez d'envoyer à Cheminon l'élève Ménard, alors à Vitry. Pendant que ce jeune homme se hâtait de répondre à votre confiance, emportant avec lui les médicaments qui manquaient, et muni de courtes mais substantielles instructions, vous demandiez à M. le Ministre de l'Intérieur quelques élèves et des sœurs que vous pussiez diriger vers le lieu du danger.

Ce n'était point tout que d'assurer aux malades et aux convalescents les secours médicaux. Il fallait encore pourvoir aux pressants besoins des valides, alimenter presque toute la population, la sortir en un mot de son dénument profond pour la mettre en état de résister à l'influence épidémique.

Cette tâche fut courageusement abordée par vous, pa

Mme Duviviers, par MM. de Saint-Genis et J. de Felcourt. Pendant que les uns recevaient des offrandes en argent, Mme Duviviers sollicitait dans chaque maison des dons en nature. Chacun fut payé de ses efforts ; en quelques jours, la sous-préfecture recevait de la charité des habitants de Vitry, et en quantités inespérées, du linge, du vin, du sucre, du rhum, des provisions de bouche et des aliments délicats pour les convalescents.

Dès lors commencèrent ces envois quotidiens pour Cheminon, de toute espèce de choses utiles, envois qui ne cessèrent que quand le fléau fut vaincu.

De l'argent aussi fut envoyé au Maire, qui recevait en même temps de quelques autres communes des secours facilement recueillis.

Le 2 août, M. Danet, élève en médecine, accompagné de deux sœurs de Saint-Vincent-de-Paul, relevait de son service à Cheminon l'élève Ménard, désormais chargé de Maurupt et Sermaize, où le choléra venait de faire son apparition.

Mais les trois sœurs de Cheminon étaient alitées, et les deux sœurs nouvellement venues ne suffisaient pas aux besoins des malades dont le nombre s'accroissait de jour en jour. Sur votre demande, deux sœurs du bureau de bienfaisance de Vitry et deux sœurs de l'hospice se détachaient avec empressement pour porter à Cheminon leur utile expérience.

Le 6 août, M. Picart, élève en médecine, était adjoint à M. Danet qui, malgré un zèle et une énergie qui ne se sont pas un instant démentis, était débordé par le nombre des malades.

Le 7 août, vous me chargiez de visiter de nouveau Cheminon, afin de m'assurer des besoins, de veiller à la bonne répartition des secours, et de vous fixer sur tout ce qui pourrait contribuer à nous rendre maîtres du fléau.

Le lendemain 8, je trouvai les habitants moins sombres, moins alarmés. La confiance commençait à renaître.

Les distributions de pain, de vin, de bouillon, de viande, d'objets de lingerie et de literie s'organisaient.

Mes auxiliaires, MM. Danet et Picart, visitaient nuit et jour les malades devenus plus nombreux, trop nombreux pour leurs forces.

Les sœurs ne suffisaient aux besoins qu'en se multipliant. Il fallait en remplacer quelques-unes devenues malades de fatigue.

La pharmacie était suffisamment pourvue. La glace seule et les sangsues faisaient parfois défaut.

Mais il se trouvait un certain nombre de malades isolés ou abandonnés, manquant absolument de ces soins assidus et intelligents sans lesquels échouent fatalement les traitements les mieux ordonnés. Il fallait trouver nn lieu de réfuge où ces infortunés, quelquefois délaissés par leurs proches, d'autre fois les seuls survivants d'une famille éteinte, recevraient les bienfaits d'une assistance de tous les instants.

Je résolus immédiatement la création d'une ambulance dans les appartements du presbytère, et trois jours après, dix malades étaient couchés dans autant de lits rassemblés à grande peine, confiés à deux sœurs d'hôpital et fréquemment visités par M. Danet.

A mon retour, il me suffisait de vous signaler les lacunes du service, pour que ces lacunes fussent immédiatement comblées.

Ainsi, le 9 août, vous envoyiez à Cheminon un troisième élève en médecine, M. Lepelletier ; vous vous occupiez du remplacement des sœurs fatiguées ou malades, et vous assuriez l'envoi quotidien de la glace et des autres secours indispensables.

Le 13 août, je me rendais de nouveau à Cheminon, accompagné de MM. Calloud, pharmacien, et Lacan, économe de l'hôpital de Vitry.

A cette date, le service des malades à domicile et à l'ambulance était satisfaisant. MM. Danet, Picart et Lepelletier suffisaient aux visites multipliées que réclamaient les trois cent soixante malades que l'on comptait alors à Cheminon. L'expérience des premiers jours leur avait appris sur quelle méthode de traitement ils devaient le plus compter. Leurs limites et leurs attributions à chacun étaient nettement tracées, et ils étaient sortis de ce trouble et de cette indécision inévitables à leur arrivée dans une commune inconnue, et où manquaient les éléments de toute espèce d'organisation de secours médicaux.

Moins chargés de malades, moins tiraillés, ils pouvaient suivre avec plus de calme et d'assiduité les cholériques confiés à leurs soins ; réunis plusieurs fois par jour, ils se communiquaient les fruits de leur observation, et c'était au besoin au lit des malades les plus gravement atteints qu'ils mettaient en commun leurs lumières avec autant d'empressement que de modestie.

A cette date, on distribuait par jour 120 rations de bouillon, autant de rations de viande et de pain, du vin, du sucre, du sel, des légumes, du riz en proportion, et jusqu'à de la paille à de pauvres gens qui n'avaient pas renouvelé depuis un an celle qui, avec quelques misérables lambeaux de draps et de couvertures, constituait tout leur coucher.

Tous les lits de l'ambulance étaient occupés.

L'ordre régnait dans toutes les parties du service.

Alors aussi l'état moral de Cheminon avait entièrement changé. Je pouvais annoncer, sinon avec une complète certitude, au moins avec conviction, que bientôt le choléra serait en pleine décroissance, et ma conviction passait aisément dans l'âme de chacun.

Toutefois, pour achever l'œuvre si bien commencée, il restait à prendre certaines mesures intéressant au premier chef la salubrité publique.

Il n'était malheureusement pas possible de toucher en temps d'épidémie à ces amas de fumier qui s'étalent sur la voie publique au-devant de chaque maison ; ni de faire nettoyer ces ruelles et ces courettes empestées, où le pied cherche à se poser sur les saillies de chaque pierre pour gagner le seuil des plus misérables habitations ; ni d'arrêter l'écoulement du purin sur les longues pentes des rues ; on ne pouvait non plus donner de l'air et de la lumière à tant de réduits ressemblant plutôt à d'humides celliers qu'à des logements destinés à des êtres humains. Un peu plus loin, dans la partie scientifique de mon travail, j'indiquerai ce que réclame impérieusement l'assainissement du pays. Au moment où nous étions, on ne pouvait que corriger les exhalaisons les plus fétides ; c'est ce qui fut fait.

Il y a quelques années, l'administration avait abandonné l'ancien cimetière situé au nord et au pied du pays, et acheté un terrain au sud et dominant le village. C'est là que furent inhumés les premiers décédés. Mais les eaux qui lavaient ce cimetière descendaient sur un lit d'argile jusque dans la rue de Châlons, la plus insalubre et aussi celle qui a le plus souffert.

M. le Maire se hâta de faire enterrer les morts dans le cimetière ancien ; on veilla à ce que les fosses fussent profondes, et des mesures furent prises pour la désinfection du cimetière du sud.

Je m'assurais en même temps que le pain fourni par les boulangers était bien cuit et de bonne qualité.

Vous le voyez, Monsieur le Sous-Préfet, nous avions en peu de jours fait pour Cheminon tout ce qu'il était possible de faire.

Le résultat de tant d'efforts réunis ne se fit pas longtemps attendre, et après être resté quelques jours encore dans sa force acquise, le choléra enfin entra dans sa période de décroissance.

Le 18 août je m'assurais personnellement que l'épidémie déclinait. Le 1er septembre, la mortalité cholérique cessait presqu'entièrement pour reprendre encore du 8 au 11, enlevant tout-à-coup trois nouvelles victimes : à partir de ce moment, il y eut encore quelques cas rares de choléra, dont un seul fut mortel.

Le choléra avait été précédé par la suette et quelques cas de scarlatine ; la scarlatine se réveilla intense après qu'il eut disparu, et s'accompagna d'angines diphtéritiques graves qui enlevèrent quelques sujets.

Le 11 septembre, je fis à Cheminon ma dernière visite. Cheminon avait payé son tribut, mais hélas ! bien largement.

Plus de 600 malades, dont 580 cholériques ;

142 morts ;

127 orphelins ;

Voilà le bilan de l'épidémie à Cheminon.

Maintenant, Monsieur le Sous-Préfet, je dois vous dire un mot des dévouements suscités par la présence du choléra. C'est chose digne d'admiration que cette force surhumaine dont les natures les plus frêles se trouvent douées tout-à-coup en face du danger, et on a peine à comprendre, tout en le constatant, le courage de ces femmes vertueuses qui, comme les sœurs que nous avons vues à Cheminon, comme l'infatigable sœur Josèphe surtout, semblent soutenues dans leur sainte mission par la main de Dieu lui-même. N'était-il pas naïf et sublime à la fois le dévouement de cette jeune fille que je vous ai fait voir, et qui s'étonnait de recevoir des félicitations pour avoir soigné nuit et jour les cholériques à domicile d'abord, puis à l'ambulance, ne quittant ces fonctions si neuves pour elle que quand il n'y avait plus un seul malade à assister ?

De tels faits consolent de quelques lâches abandons suscités par la peur.

Mais j'aurais trop à faire de vous signaler tous les services que Cheminon a reçus pendant l'épidémie ; vous les connaissez sans doute, et d'ailleurs je dois me borner à attirer votre attention sur la belle conduite de MM. Danet, Picart et Lepelletier, et de solliciter vivement pour eux la bienveillance de M. le Ministre de l'Intérieur.

M. Danet, caractère ferme, homme d'action, digne et doux avec les malades, nuit et jour prêt à les secourir, a été à Cheminon depuis le 2 août jusqu'au 27 septembre : il a concouru à l'organisation des secours avec zèle et activité.

M. Picart, nature bonne, sensible, soignant ses malades avec autant d'affection que de prudence, a imité le courage et l'activité de M. Danet. Arrivé à Cheminon le 6 août, il a quitte la commune le 25, atteint d'une augine grave contractée en soignant les malades.

M. Lepelletier, esprit distingué, calme et sûr de lui-même, jeune homme d'avenir, est arrivé le 9 août et a quitté Cheminon le 2 septembre, après avoir traité les cholériques avec autant de sagacité que d'empressement.

Ces trois jeunes gens ont été constamment à la hauteur de la mission qui leur était confiée.

Permettez-moi d'espérer, Monsieur le Sous-Préfet, que vous ferez pour eux, vous qui les avez vus à l'œuvre, toutes les recommandations que vous jugerez nécessaires.

Permettez-moi aussi, avant de terminer cette première partie de mon rapport, de vous remercier de la confiance que vous m'avez témoignée en m'envoyant à Cheminon, le point le plus violemment attaqué de notre arrondissement. J'éprouve une bien vive satisfaction à me dire que j'ai eu ma faible part dans cette triste, mais glorieuse campagne, contre l'ennemi le plus terrible du genre humain.

Agréez,

Monsieur le Sous-Préfet,

l'hommage de mon respect,

D^r O_d. CHEVILLION.

Vitry-le-François, le 30 octobre 1854.

DEUXIÈME PARTIE.

Topographie. — Cheminon est situé à l'extrémité du département de la Marne, sur les limites de la Meuse et de la Haute-Marne, à 26 kilomètres à l'est de Vitry-le-François, 22 kilomètres à l'ouest de Bar-le-Duc, ayant Sermaize au nord et Saint-Dizier au sud, sous le 48ᵉ degré de latitude, le 2ᵉ de longitude est, à 130 mètres environ au-dessus du niveau de la mer.

Placé dans une espèce de ravin ou d'entonnoir, entouré de collines couronnées des vastes forêts de Cheminon et Trois-Fontaines, le village se trouve enfermé et isolé dans une sorte d'enceinte de hautes futaies. Presqu'inconnu, sinon à ses voisins, Cheminon ne possède en fait de voies de communication qu'un seul chemin nouvellement établi et encore peu pratiqué. Son sol, de mauvaise qualité, produit en quantité insuffisante de maigres céréales et quelques racines ; les pentes les plus rapprochées des habitations sont couvertes de vignes qui donnent un vin médiocre consommé sur place.

Une petite rivière, la Bruxenelle, coule au pied du village. Mais ce ne sont point ses eaux qui servent aux usages des habitants de Cheminon. Des puits leur fournissent une eau que j'ai prié M. Calloud de soumettre à l'action des réactifs pour en déterminer la qualité.

Quatre échantillons, recueillis avec soin par M. le Maire lui-même, ont donné les résultats suivants :

Action des Réactifs.	Puits commun de la rue de Châlons.	Puits commun de l'extrémité basse du village.	Puits commun en face de Thomas Gillet.	Fontaine publique.
Oxalate d'ammoniaque.	Précipité abondant.	Moyen.	Moyen.	Moyen.
Chlorure de baryum.	Précipité abondant.	Faible.	Faible.	Faible
Nitrate d'argent.	Précipité abondant.	Abondant.	Abondant.	Abondant.
Teinture de savon.	Forme des grumeaux très-abondants.	Forme des grumeaux abondants.	Forme des grumeaux abondants.	Ne forme pas de grumeaux.

D'où je conclus avec M. Calloud que les eaux des trois puits sont plus ou moins séléniteuses, celles du puits de la rue de Châlons surtout ; je les crois peu propres aux usages domestiques. Toutes ces eaux, celles de la fontaine publique comprises, renferment une quantité considérable de chlorures accompagnés de matière organique qui se dépose avec le chlorure d'argent et fait noircir immédiatement ce précipité.

En somme, la commune de Cheminon paraît mal partagée sous le rapport de la qualité de ses eaux. Elles sont insalubres.

Le sol est d'ailleurs rempli de sources. L'eau de quelques-unes est recueillie dans de grossiers bassins, sur les côtés de la principale rue du village, et sert à laver le linge. Autour des habitations, une foule de fossés et de rigoles livrent passage à des eaux abondantes en temps de pluie, et ne perdent jamais leur humidité dans les plus grandes sècheresses.

Lorsqu'en quitant les riches plaines du Perthois on vient, après avoir gravi quelques rampes et franchi une première enceinte de forêts, à découvrir le site de Cheminon, on ressent une impression de tristesse à l'aspect de ce sol maigre, composé de sable et de cailloux, dont l'horizon est borné de toutes parts par la riche végétation des grands bois.

C'est qu'en effet Cheminon n'appartient, ni par la nature de son sol, ni par l'aisance et les habitudes de sa population, à la région à laquelle il se trouve rattaché politiquement.

Le seul village du département qui soit assis sur le terrain néocomien, il marque le commencement de cette bande étroite qui s'étend dans le département de la Haute-Marne, et ses sables argileux et ferrugineux, tantôt brunâtres, tantôt jaunes, d'autres fois rouge-amaranthe, avec de nombreux échantillons de fer hydroxidé oolitique, le rattachent géologiquement au département voisin.

Malheureusement c'est encore à la Haute-Marne, si cruellement frappée, que Cheminon se trouve rattaché par les limites géographiques de l'épidémie de 1854. Violent dans la Haute-Marne, sur ce terrain néocomien qui s'arrête à Cheminon dans notre département, le choléra a revêtu jusqu'à l'extrémité de cette bande géologique un caractère de soudaineté, de gravité et d'universalité qui tranchait avec les allures du fléau dans les endroits les plus rapprochés.

Météorologie. — La première chose qui frappe à Cheminon, c'est l'absence du vent, à moins que l'atmosphère ne soit fortement agitée. Cette particularité s'explique par la position déclive du village dominé de toutes parts par des collines boisées. Rien de lourd et d'immobile comme l'air de Cheminon pendant toute la durée de l'épidémie.

Les pluies y sont fréquentes, et pendant le mois de juillet et la plus grande partie du mois d'août, elles y ont été presque continuelles. Les jours de pluie, le nombre des attaques était toujours plus considérable que pendant les journées où le ciel était serein.

La température était chaude, l'air saturé d'humidité.

Il n'y a pas eu d'orages à proprement parler pendant l'épidémie, bien qu'ils soient ordinairement assez fréquents à Cheminon.

Hygiène des habitants. — Les habitations qui composent le village de Cheminon s'étendent du sud au nord sur un espace d'au moins 500 mètres. La plus grande rue commence au sommet d'une colline et aboutit par une pente raide à la partie la plus déclive du terrain, c'est-à-dire au centre du village. Parallèlement à celle-ci, mais sur une moindre longueur, dans un pli étroit de terrain du côté de l'est, est située la rue de Châlons, la plus insalubre et aussi la plus maltraitée du pays.

Les rues sont larges. Les chaussées, généralement en contre-bas des habitations, ont été récemment reconstruites par l'autorité municipale actuelle, et ne laissent guère à désirer. Il y a peu d'années encore, un fossé fangeux, servant à l'écoulement des eaux pluviales, ménagères et de fumier, s'ouvrait à la partie la plus élevée de la rue de Châlons, la parcourait dans toute son étendue, et traversant le centre du village, allait aboutir à la Bruxenelle. Cet épouvantable cloaque a été remplacé par un égoût voûté, en moëllons, mais qui, construit avec les seules ressources de la commune, ne présente pas toutes les conditions nécessaires de salubrité. Toutefois, il constitue une précieuse amélioration.

Les chaussées des rues sont encaissées de chaque côté par des terrains élevés de un à plusieurs mètres sur lesquels sont construites des maisons en bois et terre glaise, couvertes en tuiles courbes, et composées généralement d'un rez-de-chaussée humide et d'un grenier. Entre le seuil de chaque habitation et le sol propre de la rue, s'étale un ignoble fumier de porc, datant souvent de plus d'une année, tantôt s'étendant sur une pente continue jusqu'au ruisseau qui limite la chaussée, tantôt le surplombant au moyen d'un mur d'accotement formé de moëllons posés les uns sur les autres sans ciment. Aussitôt qu'une pluie vient à laver ces fumiers, l'eau entraîne le purin du fond de ces fosses méphitiques, et le promène dans toute la longueur du village, répandant dans l'air une infection insupportable pour les étrangers.

Entre les maisons qui font face aux rues ont été ménagées d'étroites et nombreuses ruelles, toujours humides d'eaux sales et croupies, et conduisant à des cours encombrées de fumier, sur lesquelles s'ouvrent les plus affreuses masures qu'on puisse imaginer.

Là se pressent, dans des espaces privés d'air et de lumière, des familles nombreuses, gîtant sur un terrier humide, couchant dans d'étroits alcôves, et bien souvent hélas! dans quelques mauvais cadres en bois fixés sur le sol lui-même et garnis presqu'uniquement de paille qui ne se renouvelle le plus ordinairement qu'à de très-longs intervalles.

Quelques-unes de ces habitations sont appuyées contre

une coupe perpendiculaire d'un terrain toujours humide , et l'eau suinte constamment au travers des murs ; d'autres, situées en contre-bas de leur propre fumier, sont tellement empestées qu'on ne peut, à moins d'une longue habitude, y séjourner plus de quelques minutes (1) ; la plupart ne reçoivent l'air et la lumière que par la porte et quelque mauvais chassis dormant à un seul carreau.

Le cœur se serre de tristesse à la vue de ces obscurs réduits, de leur sale et chétif mobilier, et de ces nombreux enfants qui, après avoir couru le village nu-tête et nu-pieds, couverts d'habits en lambeaux, s'y rassemblent le soir pour dormir quatre ensemble dans ces couches informes dont nous avons parlé.

Les habitants de Cheminon se composent pour les onze douzièmes de charbonniers ou bûcherons, qui vivent en forêt pendant toute la saison des travaux, ne rentrant chez eux qu'à de longs intervalles, après avoir reçu leur paye. Les autres possèdent quelques terres et s'adonnent à la culture.

Leur alimentation est presque exclusivement végétale. Ils se nourrissent de pain, souvent de qualité très-inférieure, de légumes cuits à l'eau, d'un peu de laitage et de mauvais fruits. La viande de boucherie leur est pres-

---

(1) Ce fut en sortant d'une de ces méphitiques demeures que l'abbé Legendre se sentit mortellement atteint. Déjà fatigué, impressionné peut-être, il pénètre résolument près d'un pauvre malade pour lui porter les secours de la religion. Deux fois il est obligé de sortir, suffoqué par l'odeur. Rentré une troisième fois, il surmonte sa répugnance ; mais il sort annonçant sa fin prochaine. Le même jour il est pris de la suette, bientôt suivie elle-même d'une attaque de choléra. En quelques jours sa prédiction s'était accomplie.

qu'inconnue ; la viande de porc même est rare dans les pauvres ménages, bien qu'on nourrisse à Cheminon une grande quatité de truies. Mais leurs petits sont vendus très-jeunes, et conduits sur les marchés voisins où ils trouvent des acheteurs capables de les engraisser.

Lorsque l'épidémie éclata à Cheminon, il y avait près d'un an que les habitants éprouvaient les plus dures privations. La rareté des travaux en forêt, le prix élevé des subsistances, un hiver rigoureux, des pluies continuelles pendant la saison chaude, tout avait contribué à augmenter les besoins en annihilant les ressources. Combien n'avaient pas mangé de pain pendant des semaines entières ! Combien manquaient du plus strict nécessaire ! Aussi le fléau devait-il trouver dans ces organisations appauvries une proie facile à dévorer.

La population de Cheminon d'ailleurs, même en temps prospère, est sans cesse travaillée par de puissantes causes d'énervation. Des travaux précaires ou iusuffisants, des excès ou des privations alternatifs, des mœurs relâchées, des mariages précoces suivis d'une succession nombreuse d'enfants, l'humidité et la malpropreté, telles sont les causes permanentes qui ont rendu si communes à Cheminon les affections scrofuleuses et rhumatismales.

Epidémies antérieures. — Le choléra de 1832 fit de grand vides à Cheminon (1). Il ne s'y montra pas en 1849.

---

(1) En 1832, le chiffre des décès à Cheminon a été de 80, c'est-à-dire que 55 ou 60 décès furent dûs au choléra.

L'épidémie avait commencé sérieusement le 17 juin, et était en décroissance à la fin de juillet.

Les journées les plus meurtrières furent celles des 10, 11 et 12 juillet, et encore le chiffre des morts ne s'élevait qu'à quatre au plus par jour.

En 1851, de nombreuses fièvres typhoïdes y régnèrent.

Au mois de juillet 1852, la petite vérole y apparut sous forme épidémique, pour ne cesser qu'au mois de janvier 1853, après avoir fait de nombreuses victimes.

Au printemps de 1854, des scarlatines, des fièvres éruptives diverses, des angines, des oreillons, vinrent affaiblir la population et la prédisposer pour ainsi dire aux atteintes du choléra.

Dans tous les temps Cheminon a compté un grand nombre de malades, et sa nombreuse population d'enfants y assure presque le retour périodique des maladies éruptives à l'état d'endémo-épidémies.

Invasion, marche, durée. — Dans les premiers jours de juillet 1854, des scarlatines intenses et en grand nombre régnaient à Cheminon, en même temps qu'une multitude de cas de suette assez généralement dépourvus de gravité.

Le 10 du même mois, un premier cas de choléra frappa une jeune fille de la rue Basse.

Le 14, un second cas fut constaté rue Haute.

Le 15, l'épidémie éclata sur tous les points du pays.

Le 20 juillet, eurent lieu les deux premiers décès.

C'était bien le choléra épidémique avec ses caractères les mieux tranchés.

A partir de ce moment, le choléra prit une marche continuellement ascendante. Le nombre des malades était énorme.

Du 20 au 31 juillet, on comptait 20 décès.

Dès le 3 août, le nombre des morts s'élevait à 10 pour la journée, et le 7, il était porté jusqu'à 12 chiffre qui n'a été atteint que cette seule fois.

Jusqu'au 20 août, le chiffre des décès fut environ de 5

en moyenne. A partir de cette époque, le choléra alla en déclinant jusqu'au 21 septembre où eut lieu le dernier décès cholérique.

Jusqu'à la fin de juillet, la suette et le choléra se partageaient le nombre des attaques. Seule, la scarlatine disparaissait entièrement. Mais en quelques jours, la suette elle-même céda la place au fléau indien, et si quelques cas sérieux se montraient encore, ils étaient presqu'infailliblement et presqu'aussitôt suivis du développement de symptômes cholériques mortels.

Le 2 août, 143 cholériques étaient couchés.

Le 12, le chiffre des individus alités était de 360.

Du 15 au 20 août, au moment où le choléra décroissait sensiblement, apparurent quelques fièvres éruptives, une typhoïde grave, un cas de diphtérite scarlatineuse, signes de la fin prochaine de l'épidémie. Alors en effet, les attaques devinrent rares ; mais en revanche la scarlatine et les angines diphtéritiques se généralisèrent. Dès le 14 septembre on en comptait plus de 65 cas, dont quelques-uns furent suivis de mort (1).

Le choléra s'est présenté à Cheminon avec les caractères qu'il a revêtu partout. Rarement il a débuté d'emblée, si tant est même que cela soit arrivé, et lorsque les habitants eurent apprécié la valeur de la diarrhée prémonitoire, les attaques devinrent

____

(1) Au moment où j'écris ces lignes (fin octobre), Cheminon compte encore un grand nombre de scarlatines et d'angines, et une sorte d'épidémie de coryza violent y atteint un très-grand nombre de personnes.

Un vieillard a succombé, il y a quelques jours, à un affaiblissement, suite de choléra.

moins fréquentes. Rarement aussi le choléra a été foudroyant.

Je ne décrirai pas les formes, la marche, les terminaisons diverses, les complications du choléra à Cheminon ; ce serait refaire une histoire commune à toutes les épidémies. Je noterai seulement quelques faits intéressants au point de vue médical.

Les crampes manquaient chez les premiers malades. Elles apparurent le 4 août au soir, pour disparaître vers la fin de l'épidémie.

Trois cas de parotides suppurées furent observés à la la suite du choléra : l'un chez une fille Donot, 10 ans, morte à l'ambulance avec des accidents de méningite, et atteinte, outre l'engorgement parotidien, d'une hypertrophie considérable du foie et de la rate ; les deux autres chez des cholériques qui moururent subitement sans qu'on ait pu préciser la cause de la mort. Chez un nommé Barrois-Barillot, un engorgement semblable s'est jugé par une hémorragie abondante par la bouche, le nez et l'*oreille* du côté malade. Cet homme a rapidement guéri.

Trois fois, chez deux femmes et un vieillard, la mort a été précipitée par des congestions cérébrales.

Deux fois, chez des vieillards, après de nombreuses évacuations, du sang noir fut rendu par les selles dans les dernières heures de la vie.

Le choléra se terminait fréquemment, surtout chez les sujets avancés en âge, par un état adynamique, suite d'une réaction incomplète.

D'autres fois, c'était un état typhoïde qui succédait aux accidents cholériques proprement dits. Un certain nombre guérit ; dix individus succombèrent dans cet état.

Un homme et trois femmes succombèrent à des accès pernicieux ayant également succédé aux premières manifestations du choléra.

Je signalerai encore la funeste influence du choléra sur la grossesse. Quelques avortements eurent lieu chez des femmes cholérisées. Trois accouchèrent à terme, ou à peu près, à la suite de la période algide. Deux moururent, une survécut. Des trois enfants, deux étaient morts-nés. Celui qui survécut appartenait à l'une des deux accouchées qui succombèrent; celle qui guérit mit au monde un enfant mort.

Mais il est surtout un point sur lequel je crois utile d'éveiller l'attention.

Contagion. Prédisposition par consanguinité. — Adversaire de la contagion du choléra que j'ai déjà combattue (1), l'épidémie de 1854 n'a modifié en rien ma conviction. Pour moi, aujourd'hui comme il y a cinq ans, le choléra n'est pas contagieux.

Mais il s'est passé à Cheminon quelques faits bien observés par MM. Danet et Lepelletier qui peuvent expliquer la croyance à la contagion, et qui, s'ils se généralisaient, seraient d'une importance capitale pour l'emploi des moyens prophylactiques.

Certaines familles très-nombreuses ont joui, durant l'épidémie, d'une immunité complète. D'autres ont été horriblement maltraitées, et dans ces dernières, la consanguinité a paru commander d'avance les attaques chez des individus n'ayant entr'eux d'autres liens que les liens du sang.

---

(1) V. lett. à M. Roche, sur la prétendue contag. du chol. — Union médicale. nᵒˢ 128, 139, 149, t. IVᵉ, 1850.

Citons des exemples :

1° Famille Renaud. Père malade ; mère morte en 24 heures; fille aînée morte en 12 heures; enfant de l'une d'elles mort en quelques heures ; les deux fils malades.

Cette famille est disséminée dans le village. Tous étaient malades en même temps, dans leurs maisons respectives. Deux des filles étaient mariées. *Les deux gendres sont épargnés.*

2° Famille Valleret. 18 malades, 15 morts.

5° Famille Hance et Cogniard. 8 malade, 8 morts.

4° Famille Petitpot. 11 malades, 6 morts.

5° Famille Bonnet-Pelletier. 25 malades, 11 morts.

6° Famille Bathelier. 5 sœurs malades, pas une de morte.

7° Famille Jean-Gillet. Le père, la mère, la fille aînée meurent en trois jours. Il restait deux jeunes filles et un garçon de 11 ans ; tous les trois sont pris en même temps de la scarlatine dont on ne comptait encore que trois cas.

8° Pendant que le choléra sévissait au Fays (hameau dépendant de Cheminon), deux jeunes gens, deux frères, qui travaillaient à trois lieues de là, sont frappés du choléra dans les champs, simultanément, et seuls au milieu d'un grand nombre d'ouvriers. On les transporte au Fays, leur pays natal, qu'ils avaient quitté depuis quelque temps déjà. Ils y arrivent mourants pour être couchés près de leurs père et mère décédés, l'un le matin même, l'autre la veille.

Ainsi, voilà des consanguins cruellement frappés malgré la distance qui les sépare, et bien que souvent ils n'aient eu entr'eux aucune communication, tandis que leurs alliés restent indemnes.

D'un autre côté, au milieu d'un pays presque tout entier malade, des familles qui comptent 25, 30 consanguins et plus ne sont pas même effleurées par le fléau.

Je connais dans notre arrondissement quelques faits tout aussi frappants que ceux que je viens de citer.

L'enseignement que l'on pourrait faire sortir de ces singulières observations, si elles se reproduisaient dans d'autres localités, le voici :

Il y a certaines constitutions prédisposées à contracter le choléra, ou au moins les maladies épidémiques, et ces constitutions sont héréditaires comme les constitutions goutteuse, épileptique, syphilitique, scrofuleuse, etc.

Ne connaît-on pas dans chaque localité certaines familles qui payent inévitablement leur tribut à toute épidémie qui éclate ? Ne les désigne-t-on pas vulgairement en disant d'elles à propos de chaque maladie régnante : « Celles-là n'en laissent jamais passer une sans l'avoir ? »

Si cette fatale prédisposition existe pour le choléra, c'est alors que la médecine préventive devra être appliquée. On traite préventivement un enfant dont la mère était phtisique ; on surveille celui dont le père était fou ; ainsi faudra-il faire pour le cas que nous supposons.

Mais il ne suffira pas d'entourer de soins et de précautions les membres des familles prédisposées, quand un cas de choléra aura fait dans leur sein son apparition ; il faudra toujours supposer la possibilité de cette prédisposition, et veiller avec sollicitude sur toute famille qui aura déjà subi une première atteinte.

Traitement. — Le traitement appliqué au choléra, à Cheminon, a été celui de l'immense majorité des médecins français. On a fait la médecine des symptômes.

Contre la diarrhée, on employait les lavements amylacés, opiacés, astringents;

Contre les vomissements, la glace, les sinaspismes à l'épigastre ;

Contre l'algidité, les infusions aromatiques ou diaphorétiques chaudes, les alcooliques dilués ou purs, les stimulants diffusibles, les applications chaudes de flanelles, de briques, de cruchons, de vastes cataplasmes sinapisés ;

Contre l'arrêt de la circulation dans les capillaires et contre les crampes, les frictions avec l'alcool camphré, l'essence de thérébentine, un liniment ammoniacal, l'urtication.

Disons qu'avec un aussi grand nombre de malades, ne recevant d'autres soins intelligents que ceux des sœurs qui ne pouvaient les assister que par intervalles, les moyens thérapeutiques les plus simples et les plus rapides étaient seuls possibles.

Lorsque la réaction était trop forte, on recourait aux émissions sanguines, soit par la lancette, soit par les sangsues appliquées le plus souvent derrière les oreilles. Quelques sujets jeunes et vigoureux durent à cette médication leur retour à la vie.

Lorsqu'elle était insuffisante, on prescrivait les toniques, le vin de quinquina, et parfois le sulfate de quinine. Heureux chez un certain nombre de malades, ce traitement n'avait pas la puissance d'arracher à la mort les vieillards ou les individus trop affaiblis.

Souvent les cholériques tombaient dans un état typhoïde grave. Ceux qui en sortirent le durent surtout à l'application de vésicatoires aux jambes et aux cuisses.

Assez souvent aussi le hoquet succédait au vomissement et arrêtait la convalescence. Ce hoquet, parfois très-rebelle et de longue durée, cédait généralement soit à l'emploi de l'éther, soit à une application du marteau de Mayor sur l'épigastre.

Ce traitement sage et rationnel produisit de bons résultats.

Je dois dire que l'essai de certaines médications souvent usitées ailleurs avait été malheureux.

L'ipéca, les purgatifs salins paraissaient indiqués par l'état saburral de la langue chez un assez grand nombre de malades ; chez tous ceux qui furent traités par les évacuants, les selles et les vomissements devinrent continus, incoërcibles, et la mort survint.

Dans les premières semaines de l'épidémie, toute espèce de boisson médicamenteuse aggravait le vomissement. La glace et l'eau très-froide étaient seules supportées. Plusieurs malades en voie d'amélioration durent à une simple infusion stimulante administrée pour provoquer la réaction, le retour des accidents primitifs.

Pour l'ipéca, comme pour les boissons médicamenteuses, les choses changèrent quand l'épidémie eut perdu de son intensité.

Lorsqu'à l'aide d'astringents énergiques on supprimait brusquement la diarrhée, les vomissements prenaient plus de fréquence. On administra en lavement à quatre cholériques, une cuillerée à café, diluée dans un verre d'eau tiède, d'un mélange à parties égales de perchlorure de fer liquide et de laudanum de Rousseau. L'effet styptique et astringent du médicament fut des plus prononcés. De ces quatre malades, un seul a guéri. Sur l'un des trois autres la mixture a causé une constipation qui a résisté même à l'huile de croton-tiglium.

L'eau de rabel en boissons et en lavements, qui a compté ailleurs quelques succès, a constamment échoué à Cheminon.

Les cholérines cédaient promptement à un traitement simple, composé surtout de lavements amylacés-opiacés, de diascordium en pilules, de cataplasmes chauds depuis le sternum jusqu'au pubis, et de limonade vineuse.

Il n'était pas possible à Cheminon d'instituer un service de visites préventives. Le personnel médical était à peine suffisant pour porter secours aux plus malades. Mais quand les habitants eurent appris l'importance de la diarrhée prémonitoire, ils vinrent demander conseil dès qu'ils se sentaient atteints de cet accident prodrômique.

Alors une forte infusion de cannelle dans du vin rouge réussissait le plus souvent.

Les convalescents, qu'ils eussent été pris d'un choléra grave ou d'accidents légers, étaient promptement alimentés, avec prudence toutefois. Cette manière de faire était commandée par l'état général de la population ; elle eut de bons résultats.

Le traitement de la suette se borna le plus souvent à des soins hygiéniques. Vers la fin de la maladie, l'ipéca fut souvent prescrit avec succès à dose vomitive.

Les angines diphtéritiques étaient vigoureusement attaquées dès le début, d'abord par l'ipéca à forte dose, ensuite par des sangsues en grand nombre aux angles des mâchoires, et enfin par des cautérisations à l'aide du nitrate d'argent et des gargarismes alumineux.

Ce traitement fut des plus heureux. Quatre sujets seulement, atteints de scarlatine avec angine diphtéritique succombèrent. Sur les quatre, deux n'avaient été visités que peu d'heures avant la mort.

Chiffre et mouvement de la population. Mortalité. — Le chiffre de la population de Cheminon, au moment de l'épidémie, était de 1,372 habitants.

Un quart, 343 environ, étaient absents et restèrent absents tant qu'elle dura, soit qu'ils fussent en forêt comme charbonniers sédentaires, soit qu'ils fussent en moisson dans des localités où le choléra n'existait pas.

Quelques-uns pourtant vinrent au village au plus fort de l'épidémie et furent atteints. Deux succombèrent.

En défalquant seulement 340 absents, le chiffre des individus habitant réellement Cheminon pendant le cours de l'épidémie, se trouve réduit à 1,032.

De 1843 à 1853 (10 années), le mouvement de la population est représenté par les chiffres suivants :

Mariages.	108.
Naissances.	432.
Décès.	299.

Ce qui donne pour chaque année une moyenne de :

Mariages.	10,8.
Naissances.	43,2.
Décès.	29,9.

Ce qui est remarquable dans ce relevé, c'est l'excédant des naissances sur les décès. Il semblerait que la population a dû s'augmenter de 133 individus tous les dix ans. Il n'en est rien pourtant, car en 1841 la population était de 1,387. C'est qu'à défaut d'épidémies l'émigration se charge en effet d'enlever à Cheminon un excédant de population qui le rendrait plus pauvre encore.

Et qu'on ne croie pas que les chiffres que je viens de donner soient accidentels; de 1833 à 1843, on obtient des chiffres équivalents.

Toujours est-il, que du 20 juillet au 21 septembre (deux mois), la mortalité à Cheminon représente à très-peu de chose près la mortalité de cinq années (soixante mois), c'est-à-dire qu'elle a été trente fois plus considérable qu'en temps normal.

Il résulte des relevés de MM. Danet, Picart et Lepelletier, que depuis le commencement jusqu'à la fin de l'épidémie, le nombre des malades a dépassé 600.

Ce chiffre se décompose ainsi :

Cholériques.	380.
Scarlatines et angines graves.	65.
Suettes (minimum approximatif). .	155.
Maladies diverses (non comptées) .	».
Total.	600.

Le nombre des morts a été de 144. Il se décompose ainsi :

Du choléra.	138.
De scarlatine épidémique.	4.
De maladies diverses.	2.
Total.	144.

Les **138** décès cholériques se répartissent ainsi par âge
et par sexes :

AGES.	SEXES		TOTAL DES deux Sexes.
	Masculin.	Féminin.	
Dans les 3 1ers mois de la naiss.	3	1	4
De 3 à 6 mois.	3	1	4
De 6 à 12 mois.	»	2	2
Dans la 1re année.	6	4	10
De 1 à 2 ans.	1	3	4
De 2 à 3 ans.	1	»	1
De 3 à 4 ans.	»	1	1
De 4 à 5 ans.	2	»	2
De 5 à 6 ans.	»	1	1
De 6 à 7 ans.	»	»	»
De 7 à 8 ans.	1	»	1
De 8 à 9 ans.	3	1	4
De 9 à 10 ans.	»	»	»
De 10 à 15 ans.	2	2	4
De 15 à 20 ans.	2	1	3
De 20 à 25 ans.	3	4	7
De 25 à 30 ans.	2	3	5
De 30 à 35 ans.	2	6	8
De 35 à 40 ans.	1	6	7
De 40 à 45 ans.	3	3	6
De 45 à 50 ans.	6	5	11
De 50 à 55 ans.	5	3	8
De 55 à 60 ans.	8	3	11
De 60 à 65 ans.	9	6	15
De 65 à 70 ans.	6	8	14
De 70 à 75 ans.	4	4	8
De 75 à 80 ans.	4	2	6
De 80 à 85 ans.	1	»	1
	72	66	138

Les quatre décès par la scarlatine ont atteint quatre garçons, de 2 ans, 4 ans, 11 ans et 22 ans.

Les deux autres décès ont atteint, l'un un garçon de 12 ans (scrofuleux), l'autre un vieillard de 72 ans (mort sénile).

Ce qu'il y a de remarquable ici, c'est que, contrairement à ce qui a été observé presque partout, la prédominance dans les décès cholériques appartient au sexe masculin.

Du 20 au 30 juillet, début de l'épidémie, la moyenne de l'âge des décédés est de 44 ans.

Du 1er au 21 août, force de l'épidémie, la moyenne est de 41 ans.

Du 21 août au 21 septembre, déclin et fin de l'épidémie, la moyenne est de 45 ans.

. En somme, l'épidémie a frappé à peu près également sur tous les âges à toutes les époques.

Les décès se sont ainsi répartis par journée :

20 juillet, 2 décès.	6 août, 8 décès.	22 août, 2 décès.
21 — 1 —	7 — 12 —	23 — 2 —
23 — 1 —	8 — 6 —	25 — 1 —
24 — 1 —	9 — 4 —	27 — 1 —
25 — 1 —	10 — 5 —	28 — 1 —
26 — 2 —	11 — 2 —	30 — 1 —
27 — 2 —	12 — 5 —	1er sept., 1 —
28 — 2 —	13 — 5 —	2 — 1 —
29 — 1 —	14 — 5 —	5 — 1 —
30 — 4 —	15 — 4 —	7 — 1 —
51 — 3 —	16 — 2 —	8 — 2 —
1er août, 4 —	17 — 4 —	11 — 1 —
2 — 5 —	18 — 7 —	13 — 1 —
5 — 10 —	19 — 2 —	18 — 1 —
4 — 7 —	20 — 5 —	21 — 1 —
5 — 5 —	21 — 5 —	

La mortalité, pendant l'épidémie de Cheminon, si on la compare à la population totale, est de 1 sur 9,25 habitants.

Mais si, ce qui est plus exact, on la compare au chiffre de 1,032 habitants, chiffre réel de ceux qui sont restés à Cheminon, elle est de 1 sur 7,16 habitants.

On est fondé à admettre que si Cheminon eut possédé toute sa population pendant l'épidémie, le chiffre des décès se serait élevé à 180 environ.

J'ai cité la rue de Châlons où la mort a tellement moissonné qu'elle a *vidé entièrement* plusieurs maisons, ne laissant intacts que *deux ménages absents pendant l'épidémie* (1). La mortalité s'y est élevée au chiffre énorme de 1 décès sur 4 habitants.

Dans la portion du Fays (2) qui dépend de Cheminon, la mortalité s'est élevée au chiffre de 1 sur 6,53, tandis que dans la portion qui dépend de Trois-Fontaines, le chiffre des décès est complètement insignifiant.

---

(1) « Un père donnant ses soins à sa femme et à ses enfants tombe et meurt avant les siens. Quarante-huit heures après la maison était vide. » (Rapport de M. Danet.) Ce n'est qu'un exemple entre plusieurs.

(2) Le Fays, hameau situé à deux kilomètres de Cheminon, et appartenant partie à cette commune, partie à celle de Trois-Fontaines.

CONCLUSION.

Je ne puis terminer ce travail sans appuyer sur quelques points qui intéressent, non seulement la science épidémiologique, mais encore l'avenir sanitaire de Cheminon.

Les recherches des savants sur les influences telluriques capables de favoriser le développement du choléra sont trop récentes encore pour que je ne me borne pas à signaler l'assiette de Cheminon sur le terrain néocomien, assiette unique dans notre arrondissement, et la similitude de son épidémie avec celle de tant de villages de la Haute-Marne placés dans des conditions identiques, soit de géologie, soit de géographie physique.

Mais ce qui est irrévocablement acquis, c'est l'influence fatale de la misère et de l'insalubrité en temps d'épidémie.

A Cheminon, cette influence a été des plus flagrantes.

Ainsi, quant à la misère, aussitôt que des ressources arrivent, les convalescents se lèvent, les valides résistent. Une alimentation prompte produit des effets merveilleux chez les malades ; l'heureux effet des toniques, des cordiaux, est des plus sensibles ; le vin chaud suffit pour arrêter les diarrhées prodrômiques.

Ainsi encore, quant à l'insalubrité, trente malades sont extraits des habitations les plus misérables pour être transportés à l'ambulance, et, presque tous, quoique gravement atteints, guérissent comme par enchantement (1).

Il suffit du reste, pour juger de la puissance d'une telle cause, de comparer ce qui s'est passé dans deux rues du même village, la rue Haute et la rue de Châlons.

La rue de Châlons, ai-je dit, est la plus mal partagée du village comme topographie, comme aisance et comme hygiène individuelle.

La rue Haute, au contraire, est le point culminant de Cheminon et domine tout le reste de la commune. Les maisons accusent en général plus d'aisance et de soins.

Eh bien! tandis que la mortalité est de 1 sur 4 habitants dans la rue de Châlons, elle n'est que de 1 sur 15 dans la rue Haute.

Combien de ces dures leçons faudra-t-il encore pour que les habitants assainissent leurs demeures ? pour qu'ils prennent des habitudes d'ordre, de propreté, d'économie? Dieu le sait, hélas! Et pourtant ce n'est pas l'intelligence qui leur manque ; ce n'est pas l'instruction qui leur fait défaut.

Il est heureusement des mesures que l'autorité peut prendre, et que je m'empresse de lui signaler, qui auraient pour effet d'aider puissamment Cheminon à sortir de sa misère et de son insalubrité.

Autrefois, les habitants de cette commune ont été sans doute moins malheureux qu'à présent. Placés entre deux riches et puissantes abbayes, ils ont dû avoir leur part des immenses revenus des moines de Cheminon et de Trois-Fontaines.

Il y a vingt ans environ, une fonderie installée dans les

---

(1) Les décès à domicile sont de 1 sur 2,62 cholériques ; ils ne sont à l'ambulance que de 1 sur 7,50.

anciens bâtiments de l'abbaye de Cheminon, donnait du travail et du pain à deux cents chefs de famille. Cette ressource leur à tout-à-coup manqué.

Aujourd'hui, pour suppléer à l'insuffisance des travaux en forêt, il faudrait ouvrir aux pauvres habitants de Cheminon les portes de la vaste distillerie tout récemment établie à Sermaize. Et pour que l'ouvrier ne dépense pas hors de chez lui la plus forte partie de son salaire, pour qu'il puisse au besoin rentrer chaque soir au sein de sa famille, il faudrait se hâter de rendre pratiquable le chemin qui conduit de Sermaize à Cheminon.

Cheminon ne pourrait que beaucoup gagner aussi à ce que le chemin de grande communication qui le traverse soit promptement achevé.

Je sais que l'administration a déjà songé à ces premières nécessités.

Il faudrait encore qu'une volonté supérieure fît promptement disparaître ces ignobles fumiers qui empestent l'air du village.

En 1832, Sermaize était, sous ce rapport, dans des conditions entièrement semblables à celles qui règnent encore à Cheminon. On se souvient des épouvantables ravages qu'y fit le choléra à cette époque. Aujourd'hui que Sermaize a été purifié, c'est à peine s'il a été effleuré par l'épidémie de 1854.

A Cheminon, la même réforme amènerait sans doute un aussi heureux résultat.

Il faudrait enfin que le cimetière du sud fut à jamais interdit, et qu'on se hâtat de le planter d'arbres, avec obligation de le laisser à l'état de plantation pendant quinze ou vingt ans.

Il est fâcheux que la loi sur les logements insalubres soit peu applicable à Cheminon.

Que l'autorité préfectorale prenne en main ferme les intérêts sanitaires de la commune de Cheminon, et le concours du maire actuel ne lui fera pas défaut.

J'ai déjà dit que l'administration municipale avait grandement amélioré l'état de la voie publique. Il lui reste à poursuivre son œuvre dans les ruelles fangeuses du village, et à pourvoir partout à l'écoulement des eaux au moyen de ruisseaux pavés avec les matériaux que fournit abondamment le pays ; à entretenir en bon état les fossés et rigoles qui avoisinent le village ; à utiliser les eaux des fontaines-lavoirs pour l'arrosement perpétuel de la voie publique; à supprimer quelques flaques croupies qui existent encore ; à faire analyser les eaux des fontaines publiques et des puits municipaux, et à condamner l'usage de ceux qui donnent une eau susceptible d'altérer la santé des habitants ; à assainir la salle d'école des garçons, vaste et belle salle, mais très-humide ; en un mot, à employer chaque année une partie de ses revenus à des travaux qui auraient le double avantage de rendre le pays plus salubre et de fournir un salaire à quelques pauvres pères de famille.

Quant à ce qui est du ressort de la police municipale, il serait de la plus haute utilité :

D'empêcher l'écoulement sur la voie publique des purins qui viennent de l'intérieur des habitations, soit directement, soit par infiltration (1) ;

---

(1) Les infiltrations sont un des graves inconvénients du sol de Cheminon, partout imprégné de matières organiques en putréfaction.

D'empêcher les habitants de projeter au-devant de leurs demeures les matières les plus sordides ;

D'empêcher que les clôtures ne gênent la circulation ni l'accès de l'air dans les ruelles les plus étroites ;

De prescrire l'enlèvement fréquent des fumiers, et particulièrement des fumiers de porc ;

Et de prendre toutes les mesures nécessaires pour que tous ne soient pas condamnés à souffrir de l'incurie de quelques-uns.

Puissent toutes ces choses s'accomplir prochainement ! Puisse l'aisance succéder bientôt à la misère ! Puisse enfin la dernière épidémie de Cheminon être son dernier désastre !

D^r Od. CHEVILLION.

Vitry-le-François, le 30 octobre 1854.

Vitry, Imp. BITSCH.